社区全科医学急诊急救手册

主 编 吴 华 王 昆

U0276979

中国协和医科大学出版社

北 京

图书在版编目（CIP）数据

社区全科医学急诊急救手册／吴华，王昆主编．—北京：中国协和医科大学出版社，2023.10（2024.9重印）．

ISBN 978-7-5679-2243-3

Ⅰ.①社… Ⅱ.①吴… ②王… Ⅲ.①家庭医学—急救—手册 Ⅳ.①R459.7

中国版本图书馆CIP数据核字（2023）第163705号

社区全科医学急诊急救手册

主　　编：吴　华　王　昆
责任编辑：高淑英
封面设计：邱晓俐
责任校对：张　麓
责任印制：黄艳霞

出版发行：**中国协和医科大学出版社**
（北京市东城区东单三条9号　邮编100730　电话010-65260431）
网　　址：www.pumcp.com
经　　销：新华书店总店北京发行所
印　　刷：北京天恒嘉业印刷有限公司
开　　本：787mm×1092mm　　1/32
印　　张：2.125
字　　数：55千字
版　　次：2023年10月第1版
印　　次：2024年9月第3次印刷
定　　价：20.00元

ISBN 978-7-5679-2243-3

编者名单

主　　审　方力争　浙江大学医学院附属邵逸夫医院
　　　　　周　强　深圳市急救中心
审核专家　（按姓氏笔画排序）
　　　　　孙文民　深圳市卫生健康能力建设和继续教育中心
　　　　　杨　超　深圳市人民医院
　　　　　陈志桥　武汉大学中南医院
　　　　　钱　欣　戈登医学中心
　　　　　陶伍元　深圳市宝安区人民医院
主　　编　吴　华　王　昆
副 主 编　章能华　项明方　张永建
编　　者　（按姓氏笔画排序）
　　　　　王　昆　深圳市卫生健康能力建设和继续教育中心
　　　　　方良如　广州中医药大学深圳医院（福田）
　　　　　卢　姣　深圳市宝安区石岩人民医院
　　　　　叶远区　深圳市龙华区人民医院
　　　　　朱　旬　深圳市宝安区人民医院
　　　　　庄健伟　深圳市南山区医疗集团总部
　　　　　刘　礼　深圳市卫生健康能力建设和继续教育中心
　　　　　刘曼妮　深圳市南山区医疗集团总部
　　　　　阮　晶　深圳市南山区医疗集团总部
　　　　　孙中礼　深圳市南山区医疗集团总部
　　　　　孙军影　深圳市南山区医疗集团总部

李　阳　深圳市卫生健康能力建设和继续教育中心
李　萌　深圳市南山区医疗集团总部
李会燕　深圳市宝安区石岩人民医院
李秋燕　中国科学院大学深圳医院（光明）
杨海妹　深圳市宝安区中心医院
肖晓莉　广州中医药大学深圳医院（福田）
吴　华　深圳市宝安区人民医院
吴定宇　北京大学深圳医院
吴婉华　深圳市宝安区人民医院
邱陆珏骅　深圳市宝安区松岗人民医院
邱靖雅　深圳市宝安区人民医院
张永建　北京大学深圳医院
陈文龙　深圳市南山区医疗集团总部
周贝丽　深圳市宝安区人民医院
周健伟　深圳市南山区医疗集团总部
周瑞莹　深圳市南山区医疗集团总部
郑　妍　深圳市卫生健康能力建设和继续教育中心
项明方　深圳市第二人民医院
钟正荣　深圳市南山区医疗集团总部
徐　锐　深圳市南山区医疗集团总部
徐军妮　中山大学第八附属医院
高　蕾　深圳市宝安区人民医院
章能华　深圳市卫生健康能力建设和继续教育中心
韩翠平　深圳市罗湖医院集团
谢玉萍　深圳市宝安区人民医院
谢俊生　中国科学院大学深圳医院（光明）

谭　胤　深圳市南山区医疗集团总部

谭美洁　深圳市中西医结合医院

秘　　书　郭　琪　田似秀　李　浩

序　言

我国的急诊医学随着1987年中华医学会急诊医学分会的成立，步入了快速发展阶段。进入21世纪，我国的急诊急救事业在经历了SARS、汶川地震、新型冠状病毒感染等公共卫生事件后，社会各界对公共卫生的关注和重视程度发生了重大的变化，急诊急救发展非常迅速，从单纯的急救中心主导、院前转运发展到多部门协作、集"救援、转运、保障、医疗、服务"于一体的急救医疗服务体系建设。

近年来，深圳市以创建创新型、领先型城市急救医疗体系为目标，通过增建急救站点弥补"急救盲点"，增加院前医疗急救应急队伍补充急救力量；通过在公众场所增配AED，开展公众公益急救培训课程全民普及急救知识，加强急救知识宣传和急救技能培训，进一步完善全民急救体系，更好地满足市民日益增长的医疗卫生服务需求，不断为建设健康城市、健康中国贡献力量，在国内取得了广泛认可。

社区卫生服务机构作为居民健康的"守门人"，肩负着辖区群众急诊急救任务，需要在"120"急救人员或者更高级别的医疗团队赶到之前完成急症患者的病情识别、紧急应对和现场处置。然而，国内社区卫生服务机构的全科医护人员大多数没有急诊科工作经历，在急症患者的处置上普遍经验不足，如处置不当则会影响急症患者的预后。为帮助基层全科医护人员更好地掌握急诊急救知识技能，做好社区急诊的分诊、处置和转运，最大化保障急症患者的生命安全，深圳市卫生健康能力建设和继续教育中心在全市开展超过200场的社康机构急诊急救能力提升原位模拟培训项目。通过原位模拟这种创新性的教学形式，显著缩短了急救专科知识技能的学习曲线，带动提升了基层医护人员急诊急救单项技能和团队合作能力，得到广大全科医护人员的好评。基于在培训中发现的问题，深圳市卫健能教中心针对社区常见急诊场景，精选了如急性胸痛、急性冠脉综合征、休克、惊厥等20种经典案例，参考行业相关指南和专家共识，组织医院急诊和全科医学专家多次论证，制订本手册以指导社区全科医护人员对急症的处置。

　　本书的编者来自深圳多家医院的急诊、麻醉、全科等学科的中青年骨干，均为活跃在临床诊疗和教学的一线师资。在长达2年的组稿、审稿和修编过程中，他们始终保持严谨求真的治学态度，是急诊医学人带有的冲劲、韧劲、闯劲、干劲完美呈现，也是深圳全科医学菁英脚踏实地干事业、仰望星空谋未来的真实写照。本书作为指导基层医疗卫生机构开展急诊急救的重要工具，进一步丰富了医疗急救"深圳模式"内涵，值得基层医疗卫生工作者借鉴和参考。

周　强

2023 年 8 月

前　　言

　　随着我国社区卫生服务体系的不断完善和发展，基层医疗卫生机构越来越成为守护人民群众健康的第一道防线。社区全科医学以解决居民常见病、多发病为主要的基本医疗任务，其中自然含有一部分的急诊急救需求，以社区卫生服务中心（站）为主的基层医疗卫生机构由于条件所限，一方面在深度上无法完全承担综合医院急诊科那样全面的急诊急救功能（部分急诊病人仍然需要及时转诊）；另一方面在广度上（多数社区急诊没法细分为急诊内科、外科、妇科、儿科等亚专业）社区全科医学仍应体现相当的医学专业水准，应能及时识别潜藏在社区常见健康问题中的各种急危重症，并在社区现有条件下及时处置，对不能完全处置的急诊病人维护其生命体征平稳，以待急诊转诊。这种基层医疗机构内部的急诊急救既不同于综合医院院内急救，也不同于院前急救，应有其专业要求和规范。

　　基层医疗卫生机构内急诊急救、院前急救与综合医院院内急诊将共同构成我国新型急诊急救网络，提高基层医疗卫生机构的急诊急救能力是承担各类急危重症的综合救治和突发公共事件的紧急救援的要求，是基本公共服务和应急保障的重要组成部分，也是关乎人民群众生命安全的重要民生问题。

　　本书以社区卫生服务的工作场景和全科医学工作特点为基础，我们在编写过程中参考了国内外大量的相关研究和文献，以最新的循证医学证据为指导，同时结合临床专家的实践经验，系统总结了社区各种常见急危重症的早期识别、应急处置和紧急救治。本书的另一个特点是各章节均以急救流程的形式将医疗规范固化和标准化，我们力求使手册内容简明扼要，注重实用性、可操作性和针对性，以帮助社区医护团队在处理各种急诊急救情况时做出最佳的决策和处置。

最后，我们要感谢所有参与本书编写和审订的专家和工作人员的辛勤付出！希望本书能帮助基层医疗卫生机构更好地为社区居民提供急诊急救服务，为推动我国社区医疗事业的发展贡献一份力量。

社区全科医学急诊急救手册编写团队

2023年5月

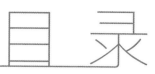

目 录

第一章　社区全科医学急诊分诊规则

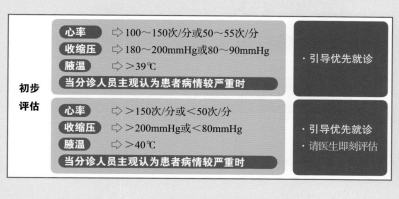

初始印象

Appearance外观（眼-口-手）
- ⇨ 眼神不能自如交流
- ⇨ 说话不能清晰成句
- ⇨ 四肢不能自如活动/活动性出血

Breath呼吸
- ⇨ 呼吸过快/慢
- ⇨ 三凹征、鼻翼扇动

Color肤色
- ⇨ 皮肤苍白/发绀

当分诊人员主观认为患者病情严重时

- · 呼叫医生
- · 引导至抢救室
- · 监测生命体征

初步评估

心率	⇨ 100~150次/分或50~55次/分
收缩压	⇨ 180~200mmHg或80~90mmHg
腋温	⇨ ＞39℃

当分诊人员主观认为患者病情较严重时

- · 引导优先就诊

心率	⇨ ＞150次/分或＜50次/分
收缩压	⇨ ＞200mmHg或＜80mmHg
腋温	⇨ ＞40℃

当分诊人员主观认为患者病情较严重时

- · 引导优先就诊
- · 请医生即刻评估

扫码看视频

第二章　社区全科医学急诊急救通则

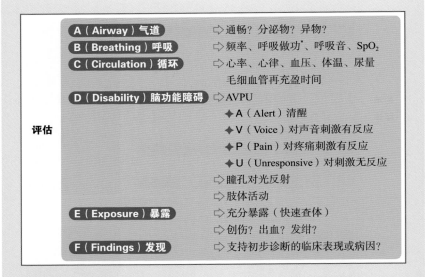

评估	**A（Airway）气道**	⇨通畅？分泌物？异物？
	B（Breathing）呼吸	⇨频率、呼吸做功*、呼吸音、SpO$_2$
	C（Circulation）循环	⇨心率、心律、血压、体温、尿量、毛细血管再充盈时间
	D（Disability）脑功能障碍	⇨AVPU

◆A（Alert）清醒
◆V（Voice）对声音刺激有反应
◆P（Pain）对疼痛刺激有反应
◆U（Unresponsive）对刺激无反应
⇨瞳孔对光反射
⇨肢体活动

E（Exposure）暴露　⇨充分暴露（快速查体）
⇨创伤？出血？发绀？

F（Findings）发现　⇨支持初步诊断的临床表现或病因？

求助	🔊 呼叫帮助　📞 拨打"120"（必要时）

注：*呼吸做功，呼吸音（不用听诊器可听到异常呼吸音）、姿势、动用辅助呼吸肌（如锁骨上、肋间和/或胸骨下肌群）、三凹征。

处置	**维持气道通畅**	⇨ 体位、清除异物/吸痰、口咽/鼻咽通气管
	呼吸	⇨ 给氧（吸氧/使用简易呼吸器）
	循环	⇨ 建立1～2条大静脉通道，留置针 首选生理盐水/林格液
	紧急检查	⇨ 心电图/监护/血糖/其他
	紧急救治	⇨ 心肺复苏、除颤
	抢救药物	⇨ 必要时 ⇨ 如药物为外周静脉推注，则： ◆ 给药后立即推注10～20ml的冲管液 ◆ 抬高肢体10～20s

病史 采集	**SAMPLE**	⇨ S（Symptoms and Signs）：症状体征 A（Allergies）：过敏史 M（Medications）：用药史（包括最后一次使用的剂量） P（Past Medical History）：既往史 L（Last Meal）：最近一次饮食（内容与时间） E（Events Leading up）：原因或诱因 特定情况下的病史：如流行病学史

扫码看视频

第三章　心搏骤停

诊断	● 患者无反应　● 颈动脉搏动消失　● 无呼吸/濒死叹气样呼吸

求助	🔊 呼叫帮助　📞 拨打"120"

即刻处理	**体位**	⇨ 仰卧于坚实的平面上
	CPR	⇨ 用力（深度5～6cm），充分回弹
		⇨ 按压频率100～120次/分
		⇨ 按压-通气比率：成人 30∶2，儿童 15∶2
		⇨ 每5个循环（2min）评估：除颤？/用药？
		⇨ 每5个循环轮换按压人员
	气道	⇨ 开放气道：仰头提颏法
		⇨ 维持通畅
		⇨ 球囊面罩通气：EC手法
		通气2次，每次1秒，4秒完成
	循环	⇨ 静脉通路：大静脉、留置针、双通道
	监护	⇨ 心脏电活动（分析心律）、SpO_2、呼吸、血压
	除颤	⇨ 如室颤/PVT，尽早除颤，200J（双向波）
	肾上腺素	⇨ 如心搏停止/PEA/除颤后CPR5个循环未恢复，则：
		◆ 成人：肾上腺素1mg iv
		◆ 儿童：肾上腺素1mg ＋ 生理盐水9ml配制后，按 0.1ml/kg iv
		◆ 每次推注肾上腺素后再推注生理盐水20ml冲管

处置

除颤和肾上腺素推注1～2次仍无效时

⇨ **胺碘酮 iv**

⇨ **成人**：首剂300mg ＋ 20ml 5% GS快速推注，10～15min后可用第2剂150mg

儿童：单次5mg/kg，最大单次剂量300mg；用法同成人；可重复注射最多3次

⇨ 或**利多卡因 iv**，首剂1～1.5mg/kg，第2剂0.50～0.75 mg/kg

⇨ 如药物为静脉推注，则给药后立即推注生理盐水20ml冲管

继续CPR ⇨ **重复5个循环CPR→评估心律（除颤）→5个循环CPR，直至自主循环恢复**

⇨ 治疗可逆病因

鉴别诊断

心搏骤停的可逆病因：5H（3低2高）和5T（心肺塞破毒）

- 低血容量（Hypovolemia）
- 缺氧（Hypoxia）
- 低体温（Hypothermia）
- 高氢离子（Hydrogenion）（酸中毒）
- 高钾血症/低钾血症（Hyper-/Hyporkalemia）
- 心脏压塞（Tamponade）
- 血栓形成（Thrombosis），ACS
- 血栓形成（Thrombosis），肺栓塞
- 张力性气胸（Tension Pneumothorax）
- 毒素（Toxins or Table）

扫码看视频

第四章　严重过敏反应

诊断	<ul><li>过敏原接触史可能 ＋ 急性起病 ＋ 迅速恶化</li><li>皮肤黏膜变化：皮疹、潮红、瘙痒以及唇舌红肿和/或麻木、发绀</li><li>呼吸系统症状：声嘶、咳嗽、喘鸣、气短、呼吸困难、胸闷</li><li>血压下降或终末器官功能障碍：麻木、肌张力减退、晕厥、二便失禁、心脏停搏等</li></ul>

求助	🔊 呼叫帮助　📞 拨打"120"

立即评估	**A气道**	➭通畅？水肿？痉挛？
	B呼吸	➭频率、呼吸音、呼吸做功？SpO_2
	C循环	➭颈动脉搏动/心率、血压
	D功能障碍	➭AVPU
		➭四肢肌张力
	E暴露	➭快速查体
	F发现	➭过敏原因
	实验室检查	➭血常规、血糖

若患者无反应＋颈动脉搏动消失＋/无呼吸或叹气样呼吸：立即启动CPR

即刻处置		
	肾上腺素	⇨ 大腿中部外侧肌内注射
		⇨ 剂量：0.01mg/kg，≥14岁，最大剂量0.5mg；≤14岁，最大剂量0.3mg
		⇨ 无效时，5～15分钟后重复使用
		⇨ 重复给药直至血压与支气管痉挛改善
	气道	⇨ 维持通畅
	呼吸	⇨ 高流量吸氧（10L/min），储氧袋面罩吸氧
	循环	⇨ 体位：患者平卧，头胸部和下肢抬高20°
		⇨ 大静脉、留置针、双通道 快速静脉滴注（生理盐水/林格液首选），成人500～1000ml，儿童20ml/kg
	监护	⇨ 心脏电活动、SpO$_2$、呼吸、血压
	去除过敏原	⇨ 药物、花粉、昆虫叮咬等

二线药物		
	沙丁胺醇	⇨ 沙丁胺醇吸入剂2喷（支气管痉挛）
	皮质激素	⇨ 100mg氢化可的松 ＋ 生理盐水500ml静脉滴注
		⇨ 或甲泼尼龙40～80mg缓慢静脉注射/ ＋ 生理盐水100mg静脉滴注
	苯海拉明	⇨ 20mg（成人）肌内注射。禁用于儿童肌内注射

药物剂量

年龄	氢化可的松（静脉滴注）	肾上腺素（肌内注射）
成人或12岁以上儿童	200mg	0.5mg（0.5ml）
6～12岁儿童	100mg	0.3mg（0.3ml）
6月龄至6岁婴幼儿	50mg	0.15mg（0.15ml）
＜6月龄婴幼儿	25mg	0.15mg（0.15ml）

	当患者病情表现为以下三种情况的任意一种时
诊断标准	● 过敏原接触史不明确，如呈急性发作（几分钟至数小时内），有皮肤和／或黏膜症状，以及以下任一系统症状 　◇ 呼吸系统症状 　◇ 血压下降或其相关的终末器官功能障碍表现 ● 接触可疑过敏原后几分钟至数小时内有下述2项及以上的症状 　◇ 皮肤黏膜症状和体征 　◇ 呼吸系统症状和体征 　◇ 血压下降或终末器官功能受累表现 　◇ 持续的胃肠系统症状，如腹痛、恶心、呕吐等 ● 接触已知过敏原后几分钟至数小时内血压下降 　◇ 婴儿与儿童：SBP低于相应年龄的正常值（＜1岁，SBP＜70mmHg；1～10岁，SBP＜90mmHg） 　◇ 成人：SBP＜90mmHg或比基础值下降＞30%

扫码看视频

第五章　小儿热性惊厥

诊断	● 体温升高至38℃或以上 ＋ 惊厥

求助	🔊 呼叫帮助　　📞 拨打"120"

立即评估

- **A气道** ⇨ 通畅？
- **B呼吸** ⇨ 呼吸频率 ＋ SpO_2
- **C循环** ⇨ 心率
- **D功能障碍** ⇨ AVPU、惊厥状态/肌张力
- **E 暴露** ⇨ 快速查体：体温、心脏、肺部、神经系统
- **实验室检查** ⇨ 血常规，超敏CRP，病原学检查

即刻处理

- **气道** ⇨ 维持通畅，注意清除口腔分泌物
- **呼吸** ⇨ 维持SpO_2 95%～98%，必要时吸氧
- **循环** ⇨ 体位：平卧，头偏向一侧，防止跌落
  ⇨ 大静脉、留置针
- **监护** ⇨ 心脏电活动、SpO_2、呼吸、血压
- **止惊** ⇨ **地西泮：** 首选，缓慢静脉推注，每次0.3mg/kg（单次最大剂量10mg），必要时10～15min后可重复1次
  ⇨ **咪达唑仑：** 如不能建立静脉通道，咪达唑仑深部肌内注射，0.3mg/kg（最大剂量每次10mg），必要时10～15min后可重复1次
- **退热** ⇨ ≥6月龄：布洛芬口服，10mg/kg，最大剂量每次为600mg
  ≥3月龄：对乙酰氨基酚口服，10～15mg/kg，最大剂量为每次1g
  ⇨ 温水擦拭

鉴别 诊断	● 中枢神经系统感染 ● 癫痫 ● 代谢紊乱 ● 中毒

扫码看视频

第六章　急性胸痛

诊断	急性胸痛 + 呼吸异常或血流动力学不稳表现/其他严重指征

求助	📢 呼叫帮助　📞 拨打"120"（必要时）

立即评估	A气道 ⇨ 通畅？
	B呼吸 ⇨ 频率、SpO₂
	C循环 ⇨ 心率、血压（双臂）
	E暴露 ⇨ 快速查体：发绀？ 心、肺，奇脉*？
	辅助检查 ⇨ 心电图（接诊后10min内完成）
	实验室检查 ⇨ 全血细胞、超敏CRP、血糖
	有条件时：血浆D-二聚体、肌钙蛋白
	有条件时：心肌酶谱、血气分析

C循环 ⇨ 心率、血压（双臂）
B呼吸 ⇨ 频率、SpO_2
实验室检查 ⇨ 全血细胞、超敏CRP、血糖

即刻处置	气道 ⇨ 维持气道通畅
	呼吸 ⇨ 维持SpO_2 95%～98%（ACS除外），必要时吸氧
	循环 ⇨ 体位：平卧位
	⇨ 大静脉通路、留置针，静脉滴注生理盐水/林格液
	监护 ⇨ 心脏电活动、呼吸、SpO_2、血压

备注：*奇脉，吸气时SBP下降至少12mmHg。

严重指征	**症状**
	◆ 静息时发作、新发或无法预测或进展性的心绞痛
	◆ 胸背急性剧烈疼痛，且呈刀割样或撕裂样
	◆ 胸痛伴咳嗽、腿部肿胀/疼痛/皮温升高
	◆ 伴呼吸困难，且有低血压甚至休克表现
	◆ 胸骨后剧烈疼痛且有呕吐
	体征（2B3C）
	◆ 呼吸困难/伴一侧胸廓饱满（B）
	◆ 低氧血症（$SpO_2 < 90\%$）（B）
	◆ 面色苍白、大汗及四肢厥冷（C）
	◆ 血压显著异常（C）
	◆ 严重心律失常（C）

高危胸痛鉴别诊断	**心血管系统**
	◆ ACS
	◆ 急性主动脉夹层
	◆ 心脏压塞
	◆ 急性心肌炎
	呼吸系统
	◆ 急性肺栓塞
	◆ 张力性气胸
	其他
	◆ 纵隔炎（食管破裂）

扫码看视频

第七章　急性冠脉综合征

诊断	• **主要症状**：胸闷、胸痛，乏力、牙痛、下颌痛、颈痛、上腹痛、左侧上臂疼痛等 • **伴随症状**：呼吸困难、呕吐、大汗、心悸、晕厥 • **体征**：面色苍白、皮肤湿冷、低血压、心律失常等 • **心电图** 　◆ STEMI：相邻导联ST段弓背向上抬高/病理性Q波、R波减低/新出现的完全左束支传导阻滞 　◆ NSTE-ACS：新发ST段压低/一过性ST段抬高/T波低平、倒置（>30%患者可为正常范围心电图）

求助	🔊 呼叫帮助　📞 拨打"120"

立即评估	A气道　　➡ 通畅？ B呼吸　　➡ 频率、SpO_2 C循环　　➡ 心率、血压 D功能障碍 ➡ AVPU E暴露　　➡ 快速查体：心脏（心律、心音） 辅助检查　➡ 18导联ECG（接诊后10min内完成） 实验室检查 ➡ 肌钙蛋白（POCT）、心肌酶（CK-MB）、血糖、血常规

扫码看视频

即刻处置	**气道** ⇨ 维持通畅 **呼吸** ⇨ 按需给氧 如SpO$_2$<90%或有呼吸窘迫等缺氧征象：初始鼻导管吸氧2～6L/min，并持续调节 **循环** ⇨ 大静脉、留置针 **监护** ⇨ 心脏电活动、SpO$_2$、呼吸、血压

急救药物	**阿司匹林** ⇨ 300mg嚼服（禁忌证：阿司匹林过敏、近期消化道出血） **硝酸甘油** ⇨ 0.25～0.5mg舌下含服，每5分钟1剂，共3剂。 硝酸酯类禁忌证： ◆ 疑似下壁心肌梗死、右心室梗死 ◆ 低血压、明显心动过缓或心动过速 ◆ 近期使用磷酸二酯酶5抑制剂，如西地那非 ◆ 严重主动脉瓣狭窄、肥厚型心肌病 **P2Y12抑制剂** ⇨ 根据可能的再灌注治疗方式考虑使用氯吡格雷/替格瑞洛

鉴别诊断	● 急性冠脉综合征（STEMI、NSTEMI、UA） ● 急性肺栓塞 ● 主动脉夹层 ● 张力性气胸 ● 急性心包炎 ● 纵隔炎（食管破裂）

第八章　急诊高血压

诊断	• SBP≥180mmHg 和/或DBP≥110mmHg • 排除继发性高血压

求助	🔊 呼叫帮助　📞 拨打"120"（必要时）

立即评估	A气道	➩ 通畅？
	B呼吸	➩ 频率、SpO$_2$
	C循环	➩ 心率、双侧血压
	E暴露	➩ 快速查体：心脏（心律、心音、杂音） 　　　　　　肺部 　　　　　　神经系统
	F靶器官损害依据	➩ 胸痛？
		➩ 呼吸困难？
		➩ 意识改变？ 神经系统定位体征？
		➩ 头痛？
		➩ 视力障碍？
	实验室检查	➩ 尿常规、血常规、血生化
		➩ 必要时：血气分析、心肌酶谱
	辅助检查	➩ 心电图、胸部X线片（必要时）

扫码看视频

即刻处置

如血压≥180/110mmHg且无靶器官损害表现的

休息	⇨ 安静休息30min以上
自行停药者	⇨ 恢复用药
规律用药者	⇨ 增加药物
未用药且无禁忌证者	⇨ **卡托普利12.5~25mg**
	或酒石酸美托洛尔25mg
	1h后可重复给药，直至血压降至＜180/110 mmHg
病情无好转者	⇨ "120"转诊

如有靶器官损害依据或SBP≥220和/或DBP≥140mmHg

转诊准备	⇨ **呼叫"120"**
气道	⇨ 维持通畅
呼吸	⇨ 维持SpO₂ 95%~98%（ACS除外），必要时吸氧
循环	⇨ **大静脉、留置针、双通道**
监护	⇨ **心脏电活动、血压、SpO₂、呼吸**

卡托普利禁忌证

⇨ 无尿性肾衰竭、肾动脉狭窄（双侧或单侧）、高钾血症、ACEI 过敏、妊娠

美托洛尔禁忌证

⇨ 心率低于每分钟45次、Ⅱ～Ⅲ度房室传导阻滞、PR间期 ≥0.24s、中度到重度心力衰竭

降压药物	ACS	⇨ 血压控制在130/80mmHg以下，但维持DBP＞60mmHg，可用硝酸酯类、β受体阻滞剂，地尔硫草；利尿剂及ACEI、ARB
	急性心力衰竭	⇨ MAP*降低幅度不超过治疗前水平的25%，目标血压SBP＜140mmHg，但不低于120/70mmHg。联合利尿剂，可用硝酸酯类、硝普钠、乌拉地尔和ACEI、ARB
	高血压脑病	⇨ 第1小时内MAP降低20%～25%，初步降压目标160～180/100～110mmHg，推荐药物：拉贝洛尔、尼卡地平、硝普钠，可联合甘露醇、利尿剂等
	主动脉夹层	⇨ 保证灌注情况下，血压SBP至少＜120 mmHg，心率50～60次/分，首选β受体阻滞剂，并联合尼卡地平、硝普钠、乌拉地尔等
	脑血管意外	⇨ 当SBP＞220mmHg或DBP＞120mmHg，控制性降压，1小时内MAP降低15%，但SBP不低于160mmHg（如为脑卒中可维持在130～180mmHg）；推荐药物拉贝洛尔、尼卡地平

社区卫生服务机构常用静脉降压药物用法

⇨ 拉贝洛尔

◆ 25～50mg（5～10ml）＋ 10% GS 20ml，静脉推注5～10min，15min可重复1次

◆ 其后100mg（20ml）＋生理盐水80ml静脉滴注，滴速＝20～30滴/分

⇨ 尼卡地平

◆ 持续静注，起始剂量5mg/h，5～15mg/h，每15～30min增加2.5 mg/h，直至达到目标血压，达标后剂量可降至3mg/h。

备注：1. *MAP（平均动脉压）＝（SBP＋2×DBP）/3或DBP＋1/3（SBP−DBP）;
　　　2. 拉贝洛尔静脉滴注推荐剂量为0.5 ～ 2mg/min。

▌第九章　休克

诊断	● 组织灌注不足
	◆ 反应迟钝（烦躁、淡漠、谵妄、昏迷）
	◆ 末梢发绀
	◆ 少尿（＜400ml/24h）
	● 代偿体征
	◆ 呼吸加快、心动过速、出汗

求助	🔊 呼叫帮助　　📞 拨打"120"

立即评估	A气道	⇨ 通畅？分泌物？气管偏移？
	B呼吸	⇨ 频率、呼吸做功？SpO_2
	C循环	⇨ **心率、血压、体温、尿量**
	D功能障碍	⇨ AVPU
	E暴露	⇨ 快速查体：皮肤、毛细血管再充盈时间＞3s？
		心肺听诊
	F发现	⇨ 引起休克/低血压的直观原因？

备注：1. 去甲肾上腺素推荐剂量为0.25～0.50μg/(kg·min)，此处按20滴＝1ml，去甲肾上腺素0.5μg/(kg·min)计算滴速。

2. 多巴胺推荐剂量为1～20μg/(kg·min)，此处按20滴＝1ml，多巴胺5μg/(kg·min)计算滴速。

即刻处置

若患者无反应＋颈动脉搏动消失＋/无呼吸或叹气样呼吸：立即启动CPR

气道 ⇨ 维持气道通畅，吸痰（必要时）

呼吸 ⇨ 吸氧（面罩给氧，6～10L/min），维持SpO_2 95%～98%

循环 ⇨ 保暖

⇨ 体位：平卧，头侧一边，足部抬高12～30cm，意识丧失者侧卧位

⇨ 大静脉、留置针、双通道

⇨ 液体复苏（生理盐水或林格液）：20～30min输入，成人300～500ml，儿童20ml/kg

心源性休克需反复肺部听诊：肺水肿时不扩容

监护 ⇨ 心脏电活动、血压、SpO_2、呼吸

急救药物

如考虑过敏性休克

⇨ 肾上腺素0.3～0.5ml（0.01ml/kg，<14岁，最大剂量0.3ml）；大腿前外侧深部肌内注射，每5～10min重复，直至症状改善

如需要使用血管活性药

⇨ 去甲肾上腺素

2mg ＋ 5% GS 100ml静脉滴注，每分钟滴数＝1/2体重（kg）

如需要正性肌力药物

⇨ 多巴胺20mg ＋ 5% GS 100ml 静脉滴注，每分钟滴数＝1/2体重（kg）

鉴别诊断

● **低容量性休克**：出血性休克最常见

● **分布性休克**：过敏性休克、感染性休克、神经性休克

● **心源性休克**：心肌疾病，心律失常，瓣膜、室间隔等心脏结构异常

● **梗阻性休克**：张力性气胸、心脏压塞，肺栓塞

扫码看视频

第十章　心动过速

诊断	● 心率＞100次/分 ● 心慌、心悸等明显不适（症状因心率引起）

求助	🔊 呼叫帮助　📞 拨打"120"（必要时）

立即 评估	**A气道** ⇨ 通畅？分泌物？ **B呼吸** ⇨ 频率、SpO₂ **C循环** ⇨ 心率、血压、体温 **D功能障碍** ⇨ AVPU **E暴露** ⇨ 快速查体：毛细血管再充盈时间、心脏（心律、心音） **F发现** ⇨ 血流动力学不稳定依据 　　　　（多数情况心率≥150次/分） 　　　　◆ 低血压 　　　　◆ 休克征象 　　　　◆ 急性心力衰竭 　　　　◆ 进行性缺血性胸痛 　　　　◆ 急性意识状态改变 **实验室检查** ⇨ 血糖、血常规、甲状腺功能、电解质、心肌酶谱 **辅助检查** ⇨ 心电图

扫码看视频

即刻处置	**气道** ⇨ 维持通畅	
	呼吸 ⇨ SpO$_2$维持95%～98%，吸氧（必要时）	
	循环 ⇨ 大静脉通道	
	⇨ 维持循环稳定，首选生理盐水/林格液	
	监护 ⇨ 心脏电活动、呼吸、SpO$_2$、血压	

如血流动力学稳定
⇨ 宽QRS波群者，酌情使用胺碘酮/利多卡因，"120"转诊
⇨ 窄QRS波群且规律，尝试刺激迷走神经
⇨ 如不确定，"120"转诊

进一步处置

如血流动力学不稳定
⇨ 📞 拨打"120"，尽快转诊

如是室颤/无脉性室速
⇨ CPR
⇨ 电除颤
⇨ 肾上腺素 iv

如是规则一致宽QRS波群室速（单形室速）
⇨ 电复律：
　◆ 有意识者，予地西泮15～20mg，静脉推注
　　（缓慢，每分钟5mg）然后同步电复率（100J）
　◆ 无意识或快速恶化患者，紧急复律

如是多形QRS波形（多形室速）
⇨ 按室颤救治（非同步电击，高能量200J）
　不稳定性患者，当不确定是多形性/单形性时，予除颤

如是阵发性室上速、房扑（50～100J）、房颤（120～200J）
⇨ 处置同单形室速电复律

　　备注：目前社区卫生服务机构配备除颤仪多为双相型，该操作所指的能量推荐均为双相。

第十一章　心动过缓

| 诊断 | ● 心率＜50次/分
 ● 胸闷等明显不适（症状因心率引起） |

| 求助 | 🔊 呼叫帮助　📞 拨打"120" |

立即评估

A气道	⇨ 通畅？分泌物？
B呼吸	⇨ 频率 + SpO₂
C循环	⇨ 心率 + 血压
D功能障碍	⇨ AVPU
E暴露	⇨ 查体：体温、毛细血管再充盈时间、心律、心音
F发现	⇨ 血流动力学不稳定依据

◆ 低血压　　　　　　◆ 休克
◆ 急性心力衰竭　　　◆ 进行性缺血性胸痛
◆ 急性意识状态改变

| 实验室检查 | ⇨ 血电解质、血糖、血常规、甲状腺功能、心肌酶谱（有条件时） |
| 辅助检查 | ⇨ 心电图 |

即刻处置

气道	⇨ 维持通畅
呼吸	⇨ 维持SpO₂ 95%～98%，必要时吸氧
循环	⇨ 舒适体位
	大静脉通道
	⇨ 维持循环稳定，首选生理盐水/林格液
监护	⇨ 心脏电活动、血压、SpO₂、呼吸

	如血流动力学不稳定：📞拨打"120"，尽快转诊
即刻 处置	**如是心搏停止/无脉性电活动** ⇨ CPR ⇨ 肾上腺素 iv ⇨ 电除颤（出现可电击心律时） **如是心动过缓引起灌注不足** ⇨ 阿托品1mg推注，3～5分/次，最大总剂量≤3mg ⇨ 若无效： 　多巴胺20mg ＋ 5% GS 100ml静脉滴注，滴数＝1/2体重（kg）/分 　或异丙肾上腺素1mg ＋ 5% GS 200ml静脉滴注，滴数＝20～30滴/分 **如血流动力学稳定** ⇨ 监护和观察 ⇨ 如不确定，"120"转诊

备注：1. 多巴胺推荐剂量为1 ～ 20μg/（kg·min），此处按20滴＝1ml，多巴胺 5μg/（kg·min）计算滴数。

2. 异丙肾上腺素推荐剂量为2 ～ 20μg/min，此处按20滴＝1ml，异丙肾上腺素 5μg/min计算滴数。

3. 心搏停止心电图和无脉电活动心电图如下图所示。

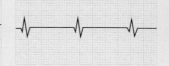

心搏停止心电图　　　　　　无脉电活动心电图　　　　　　扫码看视频

第十二章　呼吸困难

诊断	● 呼吸费力、不适感 ● 呼吸做功：鼻翼扇动、三凹征、动用辅助呼吸肌

求助	🔊 呼叫帮助　📞 拨打"120"（必要时）

立即 评估	**A气道** ⇨ 通畅？分泌物？偏移？ **B呼吸** ⇨ 频率、呼吸做功？SpO_2 **C循环** ⇨ 体温、心率、血压、尿量、毛细血管再充盈时间 **D功能障碍** ⇨ AVPU **E暴露** ⇨ 快速查体：发绀？毛细血管再充盈时间>3s？心、肺 **F发现** ⇨ 引起呼吸困难原因？ **实验室检查** ⇨ 血糖、血常规 　　　　　　⇨ 必要时：血气分析、D-二聚体 **辅助检查** ⇨ 心电图、胸部X线片（有条件时）

即刻 处置	**患者无反应 + 颈动脉搏动消失 + /无呼吸或叹气样呼吸：立即启动CPR** **气道** ⇨ 维持通畅，必要时口咽通气/鼻咽通气，必要时吸痰 **呼吸** ⇨ 吸氧［面罩给氧，6～10L/min（排除COPD）］，必要时 　　　　球囊面罩给氧尽量维持$SpO_2 \geq 94\%$ **循环** ⇨ 大静脉，留置针、双通道 **监护** ⇨ 心脏电活动、血压、SpO_2、呼吸

评估	**会厌炎** ⇨ 喘鸣、呼吸困难 ⇨ 发热、咽喉痛、流涎、吞咽困难 ⇨ 特殊体位："三脚架/嗅物"姿势 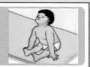

即刻 处置	**会厌炎紧急处理** ⇨ 布地奈德2.0～4.0mg雾化，每0.5小时1次 ⇨ 避免咽部查体，谨慎开通静脉通道* （尤其≤6岁） ⇨ 尽快转诊

鉴别 诊断	● 呼吸系统 ◆上气道阻塞（异物、过敏反应、会厌炎） ◆哮喘、COPD、肺部感染、毒性气道损伤 ◆气胸、肺栓塞、肺水肿、胸腔积液 ● 心血管系统 ◆ACS、心力衰竭、心脏压塞，严重心律失常 ● 其他原因 ◆过度通气综合征、神经肌肉疾病 ◆腹腔疾病

备注：*该操作可引起儿童哭闹，进而加重呼吸困难。

扫码看视频

第十三章 慢性阻塞性肺疾病急性加重

诊断	• 突发加重的静息性呼吸困难：呼吸频率增加，血氧饱和度下降 • 意识改变（嗜睡） • 新发体征：发绀、外周水肿 • 原COPD治疗方案效果差

求助	🔊 呼叫帮助　📞 拨打"120"（必要时）

立即评估	A气道　⇨ 通畅？分泌物 B呼吸　⇨ 呼吸频率、呼吸做功？SpO$_2$ C循环　⇨ 体温、心率、血压 D脑功能　⇨ 意识水平（AVPU） 　　　　　⇨ 意识内容（意识模糊/谵妄？） E暴露　⇨ 快速查体：心（心律）、肺 实验室检查　⇨ 血常规，超敏CRP，血糖，血气分析 辅助检查　⇨ 心电图，胸部X线片

即刻处置	气道　⇨ 维持通畅 呼吸　⇨ 鼻导管或面罩，低流量给氧，初始1～2L/min，维持SpO$_2$ 88%～92% 循环　⇨ 体位：半卧位（床头抬高30°） 　　　⇨ 大静脉通路、留置针 监护　⇨ 心脏电活动、血压、SpO$_2$、呼吸

即刻 处置	**药物** ⇨ SABA/＋ SAMA（成人和12岁以上） ◆雾化：**沙丁胺醇雾化液**2.5mg：0.5ml，可联合异丙托溴 铵溶液0.5mg：2ml ＋ 生理盐水，稀释至3ml雾化，每小 时1次，予2～3次后依据疗效调整治疗方式 ◆或MDI/干粉吸入器（＋ 储雾罐）：吸入用沙丁胺醇， 每小时1次，1次2揿，共2～3次后根据疗效改为每2～4 小时1次；可联合吸入用异丙托溴铵2揿 ⇨ 皮质激素（成人和12岁以上） ◆**氢化可的松**100mg ＋ 生理盐水500ml，静脉滴注 ◆**甲泼尼龙**40～80mg缓慢静脉注射/＋ 生理盐水100ml， 静脉滴注 ◆或**泼尼松片**40mg（0.5～1mg/kg），口服
严重 指征	● 呼吸困难加重 ● 痰液量和/或黏稠度增加/痰液脓性增加 ● 呼吸频率加快 ● 血氧饱和度下降 ● 意识模糊/嗜睡
鉴别 诊断	● 支气管哮喘 ● 充血性心力衰竭 ● 支气管扩张 ● 肺结核 ● 肺部感染

扫码看视频

第十四章　成人或青少年支气管哮喘重度急性发作

诊断

- 哮喘病史
- 呼吸表现（B）

  端坐呼吸、呼吸急促（＞30次/分）

  呼吸做功：三凹征、辅助呼吸肌活动、异常呼吸音

  无法说出完整的句子或短语
- 循环表现（C）

  心动过速（＞120次/分）

  大汗淋漓

  奇脉
- 功能障碍（D）

  焦虑、烦躁、嗜睡或意识模糊

  注意：50%的重度发作患者可不出现上述异常
- 检测数据（D）

  PEF＜200L/min 或＜50%预测值

  SpO_2＜90%

求助　　🔊 呼叫帮助　　📞 拨打"120"

立即评估

- A 气道 ⇨ 通畅？
- B 呼吸 ⇨ 频率、呼吸做功？SpO_2
- C 循环 ⇨ 心率、血压
- D 功能障碍 ⇨ AVPU
- E 暴露 ⇨ 快速查体：发绀？心脏、肺部
- 实验室检查 ⇨ 血常规、超敏CRP、血糖、血气分析
- 辅助检查 ⇨ 心电图

即刻处置	**气道** ⇨ 维持通畅
	呼吸 ⇨ **鼻导管**或面罩吸氧，维持血氧饱和度＞92%
	循环 ⇨ **体位**：半卧位或端坐位
	⇨ **大静脉**、留置针、双通道
	监护 ⇨ **心脏电活动**、SpO₂、血压、呼吸
	药物 ⇨ SABA/＋ SAMA
	◆ **MDI ＋ 储雾罐**：沙丁胺醇气雾剂4揿，无缓解则增至6～8揿，随后根据反应，重症每1～2h可重复6～10揿；可联合吸入同等剂量异丙托溴铵气雾剂
	◆ **或雾化**：沙丁胺醇雾化液2.5～5mg/＋ 异丙托溴铵0.5mg稀释到3ml，氧气雾化，20min后可重复1次，共3剂
	⇨ **皮质激素**：中重度以上发作应尽早使用
	◆ 氢化可的松100mg ＋ 生理盐水500ml，静脉滴注
	◆ 甲泼尼龙40～80mg缓慢静脉注射/＋ 生理盐水100ml，静脉滴注
	◆ 或泼尼松片40mg（0.5~1mg/kg），口服

鉴别诊断	● 急性喉头水肿
	● 严重过敏反应
	● 心源性哮喘
	● COPD急性发作

备注：本章青少年指12岁以上的青少年。

扫码看视频

▌第十五章　婴儿上气道异物梗阻

诊断
- 有进食史或误吸史
- 突发咳嗽、呼吸急促或喘鸣（部分梗阻？）
- 不能发声、无呼吸（完全梗阻？）
- 面色青紫

求助
　　　　　🔊 呼叫帮助　　📞 拨打"120"

即刻处置

先拍背
⇨ 婴儿头低位，面朝下，手托住婴儿头部和下颌
⇨ 在婴儿肩胛骨之间，用掌根拍打5次

再胸部按压
⇨ 婴儿头低位，面朝上
⇨ 操作者手掌托住婴儿头部和下颌，两手指垂直胸廓
⇨ 胸部中央的胸骨下半部快速冲击5次

反复交替进行
⇨ 每轮拍背和胸部冲击后检查梗阻是否解除
⇨ 切勿盲目手指清除异物

紧急处理

如过程中患儿无反应 ＋ 颈动脉搏动消失
⇨ 立即CPR!
⇨ 通气前检查气道异物是否排出

扫码看视频

第十六章　儿童及成人上气道异物梗阻

诊断
- 有进食史或误吸史
- 突发咳嗽、呼吸急促或喘鸣
- 突发呼吸困难或不能呼吸
- 面色青紫
- 特殊姿势：双手紧贴喉部，呈"V"字形
- 严重者失去反应

求助
　🔊 呼叫帮助　📞 拨打"120"

即刻处置

气体交换良好者鼓励咳嗽，同时以下方法3选1
- **背部拍击法** ⇨ 患者弯腰前倾，在两肩胛之间进行5次大力叩击
- **腹部冲击法** ⇨ 海姆立克法：患者弯腰前倾，在患者身后，左手握拳，虎口紧抵患者剑突与肚脐之间，右手紧握左拳，垂直向背后冲击5次
- **胸部冲击法** ⇨ 适用孕妇或肥胖者：胸骨中部，向身体后方冲击5次，手法同腹部冲击法

紧急处理

如过程中患者无反应 ＋ 颈动脉搏动消失
- ⇨ 立即CPR
- ⇨ 通气前检查气道异物是否排出

扫码看视频

第十七章　意识障碍

诊断	● 意识水平异常：嗜睡/昏睡/昏迷 ● 意识内容异常：意识模糊/谵妄

求助	🔊 呼叫帮助　　📞 拨打"120"

立即 评估	**患者无反应 ＋ 颈动脉搏动消失 ＋/无呼吸或叹气样呼吸：立即启动CPR**
	A气道　⇨ 通畅？
	B呼吸　⇨ 频率、呼吸做功？ SpO$_2$
	C循环　⇨ **心率、血压、体温**
	D功能障碍　⇨ AVPU、意识内容
	瞳孔反应（大小、对光反射）
	坠落试验*
	脑膜刺激征 ＋ 病理反射
	E暴露　⇨ 快速查体：毛细血管再充盈时间＞3s？ 心、肺
	F发现　⇨ 引起意识障碍原因？
	实验室检查　⇨ **血糖、血常规、超敏CRP**
	血气分析 ＋ 电解质 ＋ 肝肾功能（有条件时）
	辅助检查　⇨ **心电图**

备注：*坠落试验，将两侧肢体同时抬至同高度，同时让其自然落下，下落快的为偏瘫侧。

	气道	⇨ 维持通畅：开放气道，必要时**留置口咽管/鼻咽管/吸痰**
	呼吸	⇨ 吸氧【SpO_2维持95%～98%（ACS 90%以上，必要时球囊面罩给氧）】
	循环	⇨ **体位**：**未明确颈部是否有外伤前，不移动颈部** 若无颈部外伤，侧卧位或平卧位头侧一边
即刻 **处置**		⇨ **静脉通道**：留置针，大静脉，双通道
	监护	⇨ 心电监护，SpO_2

考虑低血糖
⇨ 50% GS 20～40ml，静脉注射，推注时间3～5min
⇨ 每15min后复测，若血糖仍≤3.0mmol/L，50% GS 60ml静脉注射

其他病因急救处置

鉴别	• **脑源性**：脑卒中、颅内感染、外伤、占位 • **心源性**：重度休克、心律失常 • **血液成分异常**：低/高血糖、低血容量、电解质紊乱、重症感染、中毒、各种系统累及脑病（如肝性脑病、肾性脑病、甲状腺危象等）

扫码看视频

第十八章 TIA和急性脑卒中

诊断
- F 一侧面部麻木或口角歪斜
- A 一侧肢体无力
- S 言语不清或理解语言困难
- 双眼向一侧凝视、单眼或双眼视力丧失或模糊
- 严重剧烈头痛、呕吐
- 意识障碍或抽搐

求助   呼叫帮助   拨打"120"，转运卒中中心

立即评估
- **A气道** ⇨ 通畅？
- **B呼吸** ⇨ 呼吸频率、SpO_2
- **C循环** ⇨ 心率、血压
- **D功能障碍** ⇨ AVPU、意识模糊/谵妄？
  - ⇨ 瞳孔大小和对光反射
  - ⇨ 坠落试验
  - ⇨ 其他神经系统阳性体征？
- **E暴露** ⇨ 查体
- **实验室检查** ⇨ 血糖、血常规
- **辅助检查** ⇨ 心电图

即刻处置	**气道** ⇨ 维持通畅：清除气道异物（呕吐物），吸痰（必要时） **呼吸** ⇨ 维持SpO₂ 95%～98%，必要时吸氧 **循环** ⇨ 体位：头部呈中立位并与身体呈一直线，且将床头抬高至30° ⇨ 大静脉通路、留置针 **监护** ⇨ 心脏电活动、呼吸、SpO₂，血压 **其他对症处置** ⇨ 血糖控制 ⇨ 体温管理 ⇨ 血压管理（慎重）

即刻处置

气道 ⇨ 维持通畅：清除气道异物（呕吐物），吸痰（必要时）
呼吸 ⇨ 维持SpO_2 95%～98%，必要时吸氧
循环 ⇨ 体位：头部呈中立位并与身体呈一直线，且将床头抬高至 30°
⇨ 大静脉通路、留置针
监护 ⇨ 心脏电活动、呼吸、SpO_2，血压
其他对症处置
⇨ 血糖控制
⇨ 体温管理
⇨ 血压管理（慎重）

鉴别诊断

- 短暂性脑缺血发作（TIA）
- 缺血性脑卒中
- 脑出血
- 蛛网膜下腔出血
- 癫痫
- 脑膜炎、脑炎

扫码看视频

第十九章　晕厥

诊断
- 黑矇、短暂性意识丧失
- 常伴跌倒

求助
🔊 呼叫帮助　　📞 拨打"120"

立即评估

A气道	⇨ 通畅？
B呼吸	⇨ 呼吸频率、SpO_2
C循环	⇨ 心率、卧立位血压、双侧血压
D功能障碍	⇨ AVPU
E暴露	⇨ 快速查体：神经系统、心脏、肺部
F发现	⇨ 引起晕厥的原因
实验室检查	⇨ 血糖、血电解质、血常规
辅助检查	⇨ 心电图

即刻处置

气道	⇨ 维持通畅
呼吸	⇨ 维持SpO_2 95%～98%（ACS除外），必要时吸氧
循环	⇨ 大静脉通路
监护	⇨ 心脏电活动、呼吸、SpO_2、血压

病因处置	**心源性晕厥** ▷ 心律失常：治疗心律失常，"120"转诊 ▷ 器质性心肺疾病：处理血流动力学障碍，"120"转诊 **可能存在其他严重疾病的晕厥** ▷ "120"转诊 **反射性晕厥/直立不耐受综合征** ▷ 难以预测或发作频繁：心电监护 ＋ 特异性治疗 ▷ 可预测或发作不频繁：健康教育，避免诱发
鉴别诊断	● 不能忽视的引起晕厥的严重疾病 　◆ **严重心律失常**：房室传导阻滞、心脏停搏、室性快速型心律失常 　◆ **心肺急症**：ACS，主动脉夹层，主动脉瓣狭窄、肺栓塞；长Q-T综合征；心肌病、心肌炎等 　◆ **椎基底动脉（脑干）TIA** ● 可能类似晕厥的病因 　◆ 昏迷 　◆ 癫痫发作 　◆ 过度通气 　◆ 癔症

扫码看视频

▌第二十章 急性腹痛

诊断	• 急性腹痛 • 低血压/休克 腹肌紧张、反跳痛

求助	🔊 呼叫帮助　📞 拨打"120"（必要时）

立即 评估	A气道	⇨ 通畅?
	B呼吸	⇨ 频率、SpO_2
	C循环	⇨ 心率、血压、体温
	D功能障碍	⇨ AVPU
	E暴露	⇨ 查体：皮肤、心、肺、腹部
	F发现	⇨ 引起腹痛的原因?
	实验室检查	⇨ 血常规、超敏CRP，血糖、电解质
		⇨ 必要时：肝功能、淀粉酶、脂肪酶
		⇨ 尿常规，尿hCG（育龄女性）
	辅助检查	⇨ 心电图、腹部B超（有条件时）

即刻 处置	气道	⇨ 维持通畅
	呼吸	⇨ 维持$SpO_2$95%~98%（ACS除外），必要时吸氧
	循环	⇨ 静脉通路、留置针
	监护	⇨ 心脏电活动、血压、SpO_2、呼吸
	消化道	⇨ 禁食、禁饮

病因 处置	**如有下述指征，紧急对症处置，并尽快"120"转诊**
	● 生命体征不稳定
	● 查体显示腹膜炎的体征，如腹肌紧张、反跳痛和/或检查者 轻轻碰撞时加重的疼痛
	● 腹痛可能是由危及生命的严重疾病引起

鉴别 诊断	不能忽视的引起腹痛的严重疾病：
	● ACS、主动脉夹层、腹主动脉破裂、急性肠系膜缺血
	● 异位妊娠、睾丸扭转、卵巢囊肿蒂扭转、黄体破裂
	● 内脏破裂/穿孔、肠扭转、急性肠梗阻
	● 急性胰腺炎、急性阑尾炎、急性胆囊炎

扫码看视频

第二十一章　低钾血症

诊断	● 肢体对称性无力，腱反射减弱，肠鸣音减弱或消失 ● 呕吐、腹泻、出汗 ● 肾病，甲亢、低钾血症周期性麻痹家族史

求助	🔊 呼叫帮助　　📞 拨打 "120"

立即 评估	A气道　　➩ 通畅？ B呼吸　　➩ 频率、SpO$_2$ C循环　　➩ 心率、血压、尿量 D脑功能　➩ AVPU E暴露　　➩ **快速查体：心律、心音、肌力、肌张力** F发现　　➩ 引起低钾血症的原因？ 实验室检查 ➩ 血常规、超敏CRP、**血电解质**、血糖、肾功能、甲状腺功能 辅助检查 ➩ 心电图：T波低平，U波明显，QT间期延长

即刻 处置	**气道** ➩ 维持通畅，呼吸肌麻痹时，球囊辅助通气 **呼吸** ➩ 维持SpO$_2$95%～98%，吸氧（必要时） **循环** ➩ 静脉通道 **监护** ➩ 心脏电活动、SpO$_2$、血压、呼吸 **补钾** ➩ 口服补钾（首选）：10%氯化钾口服液10ml/枸橼酸钾口服液20～40ml；如同时静脉补钾则口服量减半 　　　　**静脉补钾（依据检验结果）：10～15ml氯化钾注射液＋生理盐水500ml静脉滴注，滴速40～60滴/分**

补钾 注意 事项	● 询问尿量（＞30ml/h） ● 不宜过浓：≤40mmol/L（0.3%） ● 不宜过快：≤20mmol/h（80滴/分） ● 不宜过多：≤100～200mmol/d（7～15g/d） ● 禁止静脉推注

扫码看视频

第二十二章 热射病

<table>
<tr><td rowspan="6">诊断</td><td>● 病因：暴露于高温、高湿环境或高强度运动</td></tr>
<tr><td>● 先兆中暑：头疼、头晕、口渴、多汗、四肢酸痛、乏力、注意力不
　　　　　集中、动作不协调等</td></tr>
<tr><td>● 轻症中暑：体温38.5℃以上，伴面色潮红、大量出汗、皮肤灼热或
　　　　　出现四肢湿冷、面色苍白、血压下降、脉搏增快等</td></tr>
<tr><td>● 重症中暑：有以下任意一条</td></tr>
<tr><td>◆ 体温超过39.5℃
◆ 中枢神经系统功能障碍表现（眩晕、晕厥、抽搐、谵妄、行为异
　常、昏迷等）
◆ 多器官（≥2个）功能损伤表现
◆ 严重凝血功能障碍</td></tr>
</table>

求助	🔊 呼叫帮助　　📞 拨打"120"（必要时）

立即评估	A气道	⇨ 通畅？
	B呼吸	⇨ 频率、SpO$_2$
	C循环	⇨ 体温、心率、心律、血压、尿量
	D功能障碍	⇨ AVPU
	E暴露	⇨ 查体
	实验室检查	⇨ 血常规、血糖、血电解质、肝肾功能、血气分析
	辅助检查	⇨ 心电图

即刻 处置	气道	⇨维持通畅
	呼吸	⇨维持SpO₂95%～98%，必要时吸氧
	循环	⇨体位：平卧位、足部抬高
		⇨**大静脉、双通道、留置针**
	监护	⇨**心脏电活动、血压、体温**、SpO₂、呼吸
	降温	⇨去除衣物，室温16～20℃
		⇨用15～20℃水反复全身擦拭或喷洒，同时持续扇风， 对流散热，直至体温小于38℃
		⇨冰敷双侧颈部、腋下、腹股沟区域，每30分钟内更 换，直至体温小于38℃
	快速补液	⇨口服4～10℃生理盐水、林格液或口服补液盐水溶液 500～1000ml
		⇨60min内静脉滴注30ml/kg或1500ml生理盐水
	止惊	⇨抽搐时静注地西泮10～20mg，3min内推注完，必要 时可再次使用

鉴别 诊断	● 脑膜炎、脑炎
	● 甲状腺危象
	● 震颤性谵妄
	● 下丘脑出血
	● 抗胆碱能药中毒

扫码看视频

第二十三章　抢救室环境及物品要求

环境	位置	⇨ 患者能快速到达的区域，靠近护士站或全科诊室
	面积	⇨ 14～16m²/床；若≥2张床，床间隔>2米，中间设置移动隔帘
	通道/门宽	⇨ ≥1.1m 无障碍、无遮挡
	一般标识	⇨ 标识牌底边离地1.7～1.9m 标示中文和英文。不遮蔽、不占用、夜间可视
	急救通道标识	⇨ 红色（色值为C0M100Y100K0）
	无障碍标识	⇨ 图形符号及有效文字离地1.2m
	牌贴规格	⇨ 高（217～290）mm×宽（300～320）mm
	灯光照度值	⇨ 500lx
	墙面	⇨ 张贴常见急危重症抢救流程

设备	原则	⇨ 定位放置、定量配置、定人管理、定期维护
	抢救床	⇨ 床头可升降、有护栏、有万象轮、刹车置于中心位置，周围无障碍
	呼吸管理设备	⇨ 吸痰仪、氧气瓶/袋、喉罩、面罩、简易呼吸器、气管插管套装
	循环管理设备	⇨ 多功能监护仪、除颤仪（配自动血压计、血氧饱和度探头）、心电图机、抢救车
	其他设备	⇨ 呼叫铃、输液架、置物架、脚凳、认知辅助工具

抢救车	摆放原则	⇨ 左进右出、上进下出、先进先出、近期先出
	近效期药品	⇨ 3个月内的药品标注 ▲ 6个月内的药品标注 ▲ 原则上药品有效期在1个月内应予以报废（预警）

第二十四章 抢救车药品/物品平面图

（左边抽屉） 第一层：注射药品1 取药顺序：右 ➡ 左

去甲肾上腺素注射液 1ml：2mg 5支	盐酸异丙肾上腺素 2ml：1mg 2支	多巴胺注射液 2ml：20mg 5支	阿托品注射液 1ml：0.5mg 5支
咪达唑仑注射液 1ml：5mg 3支	地西泮注射液 2ml：10mg 3支	50%葡萄糖注射液 20ml：10g 3支	盐酸纳洛酮注射液 2ml：2mg 3支
盐酸肾上腺素注射液 1ml：1mg 3支	利多卡因注射液 5ml：0.1mg 3支	盐酸胺碘酮注射液 3ml：0.15g 3支	0.9%氯化钠注射液 10ml：90g 10支

（左边抽屉） 第二层：注射药品2 取药顺序：右 ➡ 左

盐酸拉贝洛尔注射液 10ml：50mg 2支	尼卡地平注射液 10ml：10mg 2支
苯海拉明注射液 1ml：20mg 3支	氢化可的松注射液 20ml：100mg 3支

（左边抽屉） 第三层：口服药 + 雾化用药

吸入用硫酸沙丁胺醇溶液 2.5ml：5mg 2支	吸入用异丙托溴铵溶液 2ml：0.5mg 2支	吸入用布地奈德混悬液 2ml：10mg 2支	醋酸泼尼松片 5mg/片 1盒
对乙酰氨基酚混悬液 1瓶	10%氯化钾（口服） 10ml 3支	枸橼酸钾口服液 20ml：1.46g 1瓶	酒石酸美托洛尔片 25mg/片 1盒
阿司匹林肠溶片 100mg/片 10片	硝酸甘油片 0.6mg/片 10片	替格瑞洛片 90mg/片 6片	卡托普利片 25mg/片 1瓶

（左边抽屉） 第四层：输液液体

20%甘露醇 250ml 1瓶			
乳酸钠林格 500ml 1瓶	林格液（复方氯化钠注射液） 500ml 1瓶	0.9%氯化钠 500ml 1瓶	0.9%氯化钠 250ml 1瓶
10%葡萄糖 500ml 1瓶	5%葡萄糖 500ml 1瓶	5%葡萄糖 250ml 1瓶	5%碳酸氢钠 250ml 1瓶

（左边抽屉） 第五层：无菌物品

气管切开包1个	清创包1个	无菌手套6.5、7.5 各2双

（左边抽屉） 第六层：气管插管用物

喉镜一套	导丝两根 （儿童1、成人1）	气管插管4根 （4.5、5、5.5、6）	气管插管4根 （6.5、7、7.5、8）
口咽通气管两个 （儿童1、成人1）	插管固定器两个 （儿童1、成人1）	喉罩1个	

（右边抽屉）	第一层：输液、注射用物		
输液贴：5张	透明敷贴：2张		10ml、20ml、50ml 注射器：各两副
圆胶布：2卷	碘伏：1瓶	留置针：2个	1ml、2.5ml、5ml 注射器：各两副
砂轮：2个	酒精：1瓶	7＃头皮针：3个	5.5＃头皮针：3个
止血带：2条	小棉签：5包	输液器（0.7×25）： 2副	输液器（0.55×20）： 2副

（右边抽屉）	第二层：吸痰吸氧用物		
吸球1个	开口器1个	压舌板1个	舌钳1个
F8（2.67mm）2根	F12（4.0mm）2根	吸氧管2根	无菌纱块2包
成人氧气面罩1个	儿童氧气面罩1个		

（右边抽屉）	第三层：复苏球囊、雾化器		
面罩雾化器2个			
成人复苏球囊	儿童复苏球囊		

（右边抽屉）	第四层：血压计、手电筒、体温计		
			体温计1个
成人血压计1个	儿童血压计1个	手电筒1个	听诊器

（右边抽屉）	第五层：其他物品		
登记本、笔	排插		

备注：1. 红色加粗字体的为一线抢救药物，建议配备；黑色字体药物为选配，有条件社区卫生服务机构可配备。

2. 上述平面图为示例，各社区卫生服务机构应根据抢救车规格、资源及其他具体要求调整。

参 考 文 献

［1］American Heart Association（AHA）. Guidelines for CPR and ECC 2020［DB/OL］. https://rqipartners.com/2020ahaguidelines/

［2］急诊预检分诊专家共识组. 急诊预检分诊专家共识［J］. 中华急诊医学杂志，2018，27（6）：599-604.

［3］美国心脏协会. 高级心血管生命支持（2020版）［M］. 杭州：浙江大学出版社，2021.

［4］中华医学会，中华医学会全科医学分会，心血管系统疾病基层诊疗指南编写专家组，等. 心脏骤停基层诊疗指南（2019年）［J］. 中华全科医师杂志，2019，18（11）：1034-1041.

［5］陈志忠，张朝熠. 高级心脏救命术［M］. 4版. 台北：华杏出版股份有限公司，2021，134-160.

［6］李晓桐，翟所迪，王强，等.《严重过敏反应急救指南》推荐意见［J］. 药物不良反应杂志，2019，21（2）：85-91.

［7］Word Allergy Organization. World allergy organization anaphylaxis guidance 2020［J/OL］. https://www.worldallergyorganizationjournal.org/article/S1939-4551(20)30375-6/fulltext.

［8］Jasmeet Soar on behalf of the multidisciplinary guideline development group. Emergency treatment of anaphylactic reactions：guidelines for healthcare providers［J］. Clinical medicine，9（2）：181-185.

［9］中华医学会儿科学分会神经学组. 热性惊厥诊断治疗与管理专家共识（2017实用版）［J］. 中华实用儿科杂志，2017，32（18）：1379-1382.

［10］SILBERGLEIT R，DURKALSKI V，LOWENSTEIN D，et al. Intramuscular versus intravenous therapy for prehospital status epilepticus［J］. N Engl J Med，2012，366（7）：591-600.

［11］中华医学会，中华医学会杂志社，中华医学会全科医学分会，等. 胸痛基层诊疗指南（2019年）［J］. 中华全科医师杂志，2019，18（10）：913-919.

［12］AHA/ACC/ASE/CHEST/SAEM/SCCT/SCMR. 2021 Guideline for the Evaluation and Diagnosis of Chest Pain. https://professional.heart.org/en/science-news/2021-guideline-for-the-evaluation-and-diagnosis-of-chest-pain.

［13］National Institute for Health and Care Excellence（NICE）：Clinical guideline on chest pain of recent onset-Assessment and diagnosis (2010, updated 2016). https: //www.nice.org.uk/guidance/cg95.

[14] 中国医师协会急诊医师分会，国家卫健委能力建设与继续教育中心急诊学专家委员会，中国医疗保健国际交流促进会急诊急救分会. 急性冠脉综合征急诊快速诊治指南（2019）[J]. 临床急诊杂志，2019, 20（4）: 253-262.

[15] BHATT DL, LOPES RD, HARRINGTON RA. Diagnosis and Treatment of Acute Coronary Syndromes: A Review [J]. JAMA, 2022, 327（7）: 662-675.

[16] 中华医学会，中华医学会全科医学分会，心血管系统疾病基层诊疗指南编写专家组. ST段抬高型心肌梗死基层诊疗指南（2019年）[J]. 中华全科医师杂志，2020, 19（12）: 1083-1091.

[17] 中国医师协会高血压专业委员会. 高血压急症的问题中国专家共识 [J]. 中国高血压杂志，2022, 30（3）: 207-218.

[18] 中国急诊医学教育学院. 中国高血压急症诊治规范 [J]. 中国急救，2020, 40（9）: 795-803.

[19] 国家心血管病中心，国家基本公共卫生服务项目基层高血压管理办公室，国家基层高血压管理专家委员会. 国家基层高血压防治管理指南2020版 [J]. 中国循环杂志，2021, 36（3）: 209-220.

[20] KIM BS, KIM HJ, LYU M, et al. Clinical characteristics, practice patterns, and outcomes of patients with acute severe hypertension visiting the emergency department [J]. J Hypertens, 2021, 39: 2506-2510.

[21] ROBERT S. PORTER. 默克诊疗手册 [M]. 20版. 王卫平主译. 北京: 人民卫生出版社，2021.

[22] 中国医师协会急诊分会. 急性循环衰竭中国急诊临床实践专家共识 [J]. 中国急救医学，2016, 36（1）: 1-8.

[23] PAGE RL, JOGLAR JA, CALDWELL MA, et al. 2015 ACC/AHA/HRS Guideline for the Management of Adult Patients With Supraventricular Tachycardia: A Report of the American College of Cardiology/American Heart Association Task Force on Clinical Practice Guidelines and the Heart Rhythm Society [J]. J Am Coll Cardiol, 2016, 67（13）: 27-115.

[24] MARK B. PARSHALL, RICHARD M. SCHWARTZSTEIN, et al. American Thoracic Society（ATS）: Official statement-Mecha nisms, assessment, and management of dyspnea, update（2012）[J]. AJRCMB, 2012, 185: 435-

452.

［25］中国呼吸科专家组. 2014呼吸困难诊断、评估与处理的专家共识［J］. 中华
内科杂志，2014，53（4）：337-341.

［26］中华医学会呼吸病学分会慢性阻塞性肺疾病学组，中国医师协会呼吸医师分
会慢性阻塞性肺疾病工作委员会. 慢性阻塞性肺疾病诊治指南（2021年修订
版）［J］. 中华结核和呼吸杂志，2021，44（3）：170-205.

［27］中华医学会，中华医学会全科医学分会，中华医学会呼吸病学分会慢阻肺学
组，等. 慢性阻塞性肺疾病基层诊疗指南（2018年）［J］. 中华全科医师杂
志，2018，17（11）：856-870.

［28］中华医学会呼吸病学分会哮喘学组. 支气管哮喘防指南（2020年版）［J］. 中
华结核和呼吸杂志，2020，43（12）：1023-1048.

［29］Global Initiative for Asthma（GINA）. Global strategy for asthma management
and prevention［DB/OL］. 2021. https://ginasthma.org/wp-content/
uploads/2022/07/GINA-Main-Report-2022-FINAL-22-07-01-WMS.pdf.

［30］张文武. 急诊内科学［M］. 4版. 北京：人民卫生出版社. 2017.

［31］脑卒中防治工程委员会. 中国脑卒中防治指导规范（2021年版）［J/OL］.
http://www.nhc.gov.cn/yzygj/s3593/202108/50c4071a86df4bfd9666e9ac2aa
ac605.shtml.

［32］American Heart Association（AHA）/American Stroke Association（ASA）：
Guidelines for the early management of patients with acute ischemic stroke,
update（2019）. Stroke［J］，2019，50（10）：344-418.

［33］中华心血管病杂志编辑委员会，中国生物医学工程学会心律分会，中国老年
学和老年医学学会心血管病专业委员会，等. 晕厥诊断与治疗中国专家共识
（2018）［J］. 中华心血管病杂志，2019，47（2）：96-10.

［34］BRIGNOLE M，MOYA A，DE LANGE FJ，et al. 2018 ESC Guidelines for the
diagnosis and management of syncope［J］. Eur Heart J，2018，39：1883-1948.

［35］杨威. 外科急腹症的病因分析及临床特点观察［J］. 中国社区医师，2017，
33（34）：84-86.

［36］段斌炜，栗光明. 急腹症诊断和鉴别诊断的临床思考［J］. 国际外科学杂志，
2019，（10）：649-651.

［37］孟庆义. 腹痛的评估与急救处理［J］. 医师在线，2017，7（8）：28-29.

［38］吴文芳，杜兰云，董结兰. 低钾血症的病因和治疗进展［J］. 临床合理用药，
2018，11（1A）：174-175.

［39］全军热射病防治专家组，热射病急诊诊断与治疗专家共识组. 热射病急诊诊断与治疗专家共识（2021版）［J］. 中华急诊医学杂志，2021，30（11）：10-16.

［40］深圳市卫生健康委员会. 深圳市社区健康服务机构设置标准［DB/OL］. http：//www.sz.gov.cn/cn/xxgk/zfxxgj/zcfg/content/post_9437561.htm.

［41］国家卫生健康委员会. 社区卫生服务中心服务能力评价指南（2019）［DB/OL］. http://www.nhc.gov.cn/jws/s2908/201904/523e5775cdba451a81ab2fbc0628d9f0/files/f1b5f2ac2b1240f5b3b00d90f68a46c2.pdf.

▌附录A 中英文医学术语对照表

英文简称	英文术语	中文术语
ACS	acute coronary syndrome	急性冠脉综合征
CPR	cardiopulmonary resuscitation	心肺复苏
CRP	C-reactive protein	C反应蛋白
COPD	chronic obstructive pulmonary disease	慢性阻塞性肺疾病
DBP	diastolic blood pressure	舒张压
IO	Intraosseous Infusion	骨髓腔输液
hCG	human chorionic gonadotropin	人绒毛膜促性腺激素
MAP	mean artery pressure	平均动脉压
MDI	metered dose inhaler	定量吸入器
NSTE-ACS	non-ST segment elevation acute coronary syndrome	非ST段抬高型急性冠状动脉综合征
GS	glucose saline	葡萄糖注射液
NSTEMI	non-ST elevation segment myocardial infarction	非ST段抬高型心肌梗死
PEA	pulseless electrical activity	无脉性电活动
PEF	peak expiratory flow	呼气流量峰值
PVT	pulseless ventricular tachycardia	无脉性室性心动过速
SABA	short-acting Beta 2 agonist	短效β_2受体激动剂
SAMA	short-acting muscarinic agonist	短效毒蕈碱激动剂
SBP	systolic blood pressure	收缩压
STEMI	ST-elevation myocardial infarction	ST段抬高型心肌梗死
TIA	transient ischemic attack	短暂性脑缺血发作
UA	unstable angina	不稳定性心绞痛

▋附录B 抢救室认知辅助工具

1. 心电监护三个电极位置图

2. 心电监护五个电极位置图

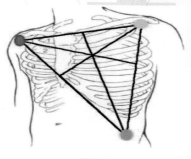 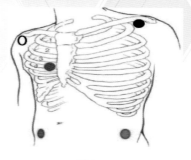

图B-1

图B-2

3. 心电图胸导联位置

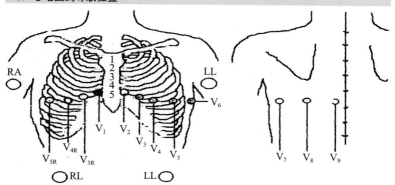

图B-3

注：V_1，胸骨右缘第四肋间；V_2，胸骨左缘第四肋间；V_3，V_2与V_4联线的中点；V_4，左锁骨中线第五肋间；V_5，左前腋线V_4水平；V_6，左中腋线V_4水平；V_7，左后腋线V_4水平；V_8，左肩胛角线V_4水平；V_9，脊椎左缘V_4水平；V_{3R}，V_1与V_{4R}联线的中点；V_{4R}，右锁骨中线第五肋间；V_{5R}，右前腋线V_{4R}水平。

4. 除颤仪电极板放置位置

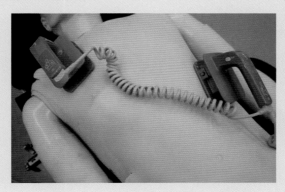

图B-4

5. 除颤操作流程

（1）检查、调试除颤仪。

（2）充分暴露胸部。

（3）连接心电监护系统，**确认可电击心律**。

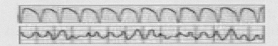

（4）**旋转按钮**至手动除颤挡。

（5）取出除手柄（确定连接除颤仪），涂抹导电糊，**选择除颤方式**（选择非同步）**和能量（双向波，200J；单向波，300 ～ 360J）**。

（6）**放电极板**：（STERNVM上缘放于胸骨右侧第2肋间，APEX上缘放于左腋前线第5肋间，两电极板之间相距≥10cm）。

（7）**充电**（按电极板上的充电按钮或除颤仪面板上的充电按钮）。

（8）**放电**（充电完成后**告知大家闪开**。确认无人接触患者及病床，同时按下两个电极板上的放电按钮进行除颤）。

注意：除颤操作者以10 ～ 15kg的力量往下压，使两个电极板紧贴患者皮肤。

6. 简易呼吸器使用

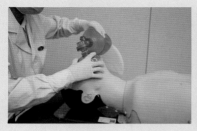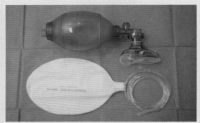

图 B-5

注：a.拇指和示指按压面罩；b.其余三指紧扣患者下颌；c.另一手规律捏放气囊；d.氧流量 8 ～ 10L/min，挤压气囊频次，12 ～ 24次/分，每次送气量 400 ～ 600ml。

7. 简易呼吸器操作

（1）操作流程

a. **评估适应证**：各种原因导致呼吸停止或呼吸微弱。

b. **准备**：站于患者头侧，清除口鼻分泌物和异物，松解患者衣领；**去枕**，托起下颌，使患者头后仰。

c. **连接面罩、球囊、储氧袋、输氧管**，调节氧流量 8 ～ 10L/min。

d. **单人操作方法**：一手以EC手法固定面罩，另一手规律挤压气囊（CPR时按压：通气＝30：2，如插管患者则为通气1次/6秒，儿童通气1次/3秒，每次送气量 400 ～ 600ml）。

双人操作方法：一人固定面罩，另一人两手捏住球囊中间部分，两拇指相对朝内，四指并拢或略分开，两手用力均匀挤压球囊，每6秒通气1次或通气10次/分钟。

e. **观察及评估**：观察胸廓是否随捏放球囊而相应起伏；观察皮肤颜色、听诊呼吸音、生命体征、血氧饱和度。

（2）注意事项

a. **容易发生的问题**：活瓣漏气，会使患者得不到有效通气，应定时检查、测试、维修和保养。**使用时面罩紧扣鼻部。**

b. **挤压呼吸囊1/3 ～ 2/3为宜**，压力过大或时大时快时慢，可损伤肺组织，造成呼吸中枢紊乱，影响呼吸功能恢复。

c. 发现患者**有自主呼吸时**，须与之同步，**吸气初挤压球囊**，达到一定潮气量后完全松开气囊，让患者自行完成呼气动作。

（对清醒患者做好心理护理，解释应用呼吸器的目的和意义，缓解紧张情绪，使其主动配合，并边挤压球囊边指导患者"吸——""呼——"）。

扫码看视频

扫码看视频

特别声明

1. 本手册不能替代良好的医学知识和培训，使用本手册的临床医护应该根据自身临床判断以及资源条件对患者进行合理救治和管理。

2. 医学知识不断更新，本手册涉及的内容若同最新循证医学证据或医疗规范不一致则以新的证据或规范为准。

3. 本手册各章中评估、处置等各种临床举措应根据临床实际情况决定其优先度。

4. 本手册各章节中的急救处置或药物均应在有适应证且无禁忌证情况下适用，文中不再一一说明。

5. 本手册中的药物剂量或用法，如无特别说明则通常为成人剂量或用法。

6. 除非得到明确授权，本书内容不能用于商业用途，用户不得以任何方式改变、转换或构建内容或自行出版、翻印。